RECUEIL

DES

LETTRES

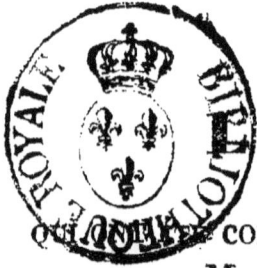

QUI ONT ÉTÉ CONSIGNÉES DANS DIFFÉRENS JOUR-
NAUX DE MARSEILLE, CONCERNANT L'ÉPIDÉMIE
DE FIÈVRES PERNICIEUSES QUI RÉGNA SUR LES
CÔTES DE CARRY ET DE LA COURONNE EN
1826, POUR SERVIR DE SUPPLÉMENT A QUEL-
QUES OBSERVATIONS MÉDICALES QUE JE PUBLIAI
SUR CETTE ÉPIDÉMIE EN 1827.

Ut homunculus unus è multis, pro-
babilia conjecturâ sequens, (ultra enim
quò progrediar, quam ut veri videam
similia, non habeo). Certa dicent ii,
qui et percipi ea posse dicunt, et se
sapientes esse profitentur.

(CICER. *Tuscul.* lib. *1*, cap. IX.)

A AIX,

CHEZ FRANÇOIS GUIGUE, IMPRIMEUR DU ROI,
RUE D'ITALIE, N.º 8.

1830.

AVERTISSEMENT.

Tout le monde sait que pendant l'été de **1826**, il régna sur les côtes de Carry et de la Couronne une épidémie de fièvres de très-mauvais caractères ; on en porta la nouvelle jusques à Paris ; les journaux de la Capitale la répandirent ensuite dans tous les pays ; mais il paraît qu'on les avait mal informés, car les récits qu'ils en firent étaient bien peu exacts. En **1827**, le Conseil de salubrité du département publia un second rapport beaucoup plus étendu, sur la nature et les prétendues causes de cette épidémie ; mais ce second rapport n'était guère plus conforme à la vérité que le premier. Le Conseil n'avait point vu les malades ; il n'avait examiné les lieux qu'en passant, et encore c'était après la rigueur de la maladie. Faute de renseignemens justes, le Conseil sanitaire fit de suppositions fausses ; il faisait mention de choses qui n'existaient pas, et passait sous silence ce qui s'était passé de plus remarquable. A travers ces réticences, on y voyait aussi un peu d'humeur mêlée avec l'esprit de flaterie et de préjugé (1). Dévoué

---

(1) Dans le temps, on disait que ces rapports avaient parus sous les influences de M. le Maire de Martigues et de M. le Préfet du département. A la grande satis-

par état à la science qui a pour objet la conservation de la vie et la santé de l'homme, je crus
qu'il était de l'intérêt de l'humanité de relever
des erreurs qui pouvaient avoir de d'angereuses
conséquences. J'avais visité moi-même presque tous
les malades, et observé avec attention les circonstances du temps qui avaient accompagné la
maladie ; de manière que je pouvais donner au public
des détails beaucoup plus véritables. A cet effet,
je publiai une Dissertion médicale, où j'exposais
les faits qui étaient à ma connaissance. Je fis ensuite insérer quelques lettres, sur le même sujet,
dans différens journaux de Marseille. Mais comme
ces pièces détachées pourraient être oubliées, j'ai
pensé qu'il serait à propos de les recueillir et de
les joindre comme supplément à ma Dissertation.
Par ce moyen, les gens de l'art pourront, au
besoin, toujours comparer les observations du
Conseil de santé avec les miennes, et juger celles
qui approchent le plus de la raison.

_____

faction de toute la commune, M. le Maire de Martigues
a été depuis remplacé par un homme honnête et de
mérite, et M. le Préfet qui présidait le Conseil de
salubrité est mort quelque temps après...... L'Éternel
le jugera !! ....

RECUEIL DES LETTRES

Qui ont été consignées dans différens jour-
naux de Marseille, concernant l'épidémie
de Fièvres pernicieuses qui régna sur les
côtes de Carry et de la Couronne en 1826,
pour servir de supplément à quelques obser-
vations médicales que je publiai sur cette
épidémie en 1827.

PREMIÈRE LETTRE

Insérée dans le onzième cahier de l'Ami du Bien,
N.° 23. — 1828.

Martigues, le 6 juillet 1828.

MONSIEUR,

Dans le N.° 17 de l'*Ami du Bien*, vous avez
eu la bonté de rapporter la dissertation médicale que je publiai l'année dernière. Tout en
approuvant le but de cet ouvrage, vous m'in-
vitez à donner de plus longs détails sur l'épidémie des fièvres pernicieuses qui ravagea les
côtes de Carry et de la Couronne pendant l'été
de 1826 ; de dire pourquoi les fièvres intermittentes apparaissent certaines années et certaines saisons dans les communes qui sont situées dans les régions des étangs, à l'exception

de la ville de Martigues. La manière honnête avec laquelle vous avez bien voulu me faire cette invitation, m'oblige d'y répondre.

Je crois avoir dit que l'épidémie en question avait été produite par la chaleur humide de l'air atmosphérique. Voici les raisons qui m'autorisaient à l'attribuer à cette cause. Tous les jours, vers les dix à onze heures du matin, moment où le soleil était très-ardent, il s'élevait sur la mer des brouillards très-épais ; ces brouillards étaient ensuite amenés sur la côte par un petit vent du sud, et se répandaient dans les terres jusqu'à la distance d'environ demi-lieue. Il est à remarquer que la maladie n'a jamais dépassé les limites des endroits infectés par ces vapeurs humides ; les personnes qui habitaient un peu au delà de ces endroits, n'en ont pas été attaquées. Elle se manifesta d'abord avec tous les caractères de malignité, et cessa de se montrer sous ces caractères aussitôt que l'atmosphère eût changé de température. Il est bien certain que la présence des algues marines, qui a tant préoccupé le bon esprit de la Commission médicale de Marseille, n'entrait pour rien dans la cause de cette épidémie. Ces algues ont toujours existé, elles existent encore ; cependant on n'avait jamais vu cette maladie, qui n'a plus reparu depuis. Je puis même assurer qu'en 1827, il y avait beaucoup moins de fiévreux dans cette contrée que dans les communes voisines, et qu'il n'y en a pas du tout cette année malgré l'intensité des grandes chaleurs. On a souvent observé que la constitution chaude et humide de l'air était la cause principale des maladies fébriles. C'est de là, dit le célèbre Zimmerman, que viennent ces épuisemens soudains et si grands qu'on observe lors de cette température. Ce grand médecin rapporte, sur la foi de Roger, qu'il a régné des maladies épidémiques en Irlande, toutes les fois qu'il est arrivé de grandes chaleurs humides. Mezerai fait mention d'une peste terrible qui, du temps de Louis XI, a suivi une saison humide et des vents chauds de longue durée. L'historien ajoute que cette peste enleva à Paris et dans les environs quarante mille âmes dans l'espace de deux mois. Hippocrate, ce grand observateur de la nature, attribuait la plupart des affections morbifiques des habitans du Phase à la chaleur humide du climat. Il paraît que les fièvres intermittentes qui règnent souvent en été dans les communes situées aux environs de nos étangs, sont occasionées par la même cause ; car nous avons remarqué plusieurs fois que ces fièvres n'apparaissaient pas quand cette saison était constamment chaude et sèche. Si les habitans de Martigues ne sont pas souvent atteints de ces maladies, c'est, peut-être, parce qu'on n'y ressent presque jamais de grandes chaleurs. Cette ville est ouverte de partout ; elle est traversée par plusieurs canaux qui communiquent de la mer à l'étang de Berre ; il y a un grand nombre de rues qui aboutissent à ces canaux et à cet étang, de manière qu'elles sont continuellement rafraîchies par un courant d'air qui y circule. Ce sont là, sans doute, Monsieur, les observations que vous m'avez engagé de faire ; elles seraient, en effet, très-intéressantes, si je pouvais leur donner tout le développement dont elles sont susceptibles. La connaissance des causes occasionnelles a toujours été regardée comme une chose très-importante pour la curation des maladies. M. le professeur Voullonne, si connu par ses grandes lumières en médecine, dit que cette connaissance jette le plus beau jour sur l'histoire de la Nosologie, donne de la solidité au prognostic, et par conséquent, éclaire jusqu'à un certain point la pratique. Dans un art qui n'est perfectible que par l'observation, ajoute t-il, rien n'est à négliger, rien n'est indifférent. Ceux qui l'exercent avec le soin qu'il mérite, ne sauraient porter leur attention trop loin, leurs regards ne sauraient embrasser trop d'objets.

Agréez, etc.

E. COTTE.

SECONDE LETTRE

Insérée dans le N.º 225 du Messager, le 18 octobre 1828.

Martigues, le 16 octobre 1828.

MONSIEUR,

Je viens vous prier de vouloir bien insérer cette lettre dans votre estimable journal; ce sera un service de plus que vous rendrez à l'humanité. Le rapport que le conseil de salubrité a publié sur la fièvre épidémique de Carry et de la Couronne exige encore quelques éclaircissemens que je crois nécessaire de communiquer au public : s'il est un art dans lequel les erreurs soient dangereuses , c'est principalement dans l'art de guérir ; ceux qui s'en occupent, doivent les combattre courageusement partout où il les rencontrent. L'étiologie des fièvres est un sujet qui présente encore quelques difficultés ; la plupart des causes auxquelles on les attribue communément ne sont pas percevables dans leurs effets, et n'expliquent nullement les phénomènes morbifiques ; de manière que les conjectures les plus probables que l'on a faites à ce sujet peuvent conduire à des erreurs très-préjudiciables ; il n'y a que l'histoire des observations et de l'expérience qui puisse fixer nos jugemens à cet égard.

Suivant le rapport du conseil , les contrées de Carry et de la Couronne réunissent toutes les conditions de la plus parfaite salubrité ; les fébricitans des pays voisins y venaient autrefois à cause de la pureté de l'air , pour y obtenir leur guérison. Comment a-t-il pu se faire que cet air , n'aguère si sain et si salubre, soit devenu , pour ainsi dire , tout-à-coup pestilentiel pendant l'été de 1826? C'est là la question la plus essentielle , qu'il est important de résoudre.

Le conseil de salubrité dit, que vers le milieu du mois de juillet , il y eut , pendant près d'une semaine (1) , des brouillards épais et

_____

(1) Les renseignemens que le conseil a reçus ne sont pas exacts ; les brouillards dont il fait mention apparurent dès le commencement de juin , et continuèrent à se manifester dans tout le temps des grandes chaleurs.

fétides qui s'élevaient tous les matins de la pleine mer , en se dirigeant sur Carry et la Couronne. Le conseil ajoute , que l'on attribuait généralement sur les lieux la maladie à ces brouillards. J'avoue franchement que je partageais moi-même cette opinion , et elle me paraissait avoir toutes les probabilités qui suffisent en médecine pour établir une vérité. Au reste, ce ne serait pas la première fois que l'on aurait observé de semblables maladies à l'occasion de la chaleur humide de l'air ; nombre de médecins célèbres , que l'on regarde à juste titre comme les oracles de la nature et les interprètes de ses mystères , ont souvent fait cette observation. Cependant le conseil de salubrité a décidé que l'épidémie de Carry et de la Couronne avait été produite par une *cause plus active*. Chacun a sa manière d'envisager son objet. Dans mes observations, j'avais conclu du réel au possible ; le conseil a , au contraire , conclu de l'impossible au réel. *Errare humanum est.* Quoique le conseil de salubrité n'ait pas été de mon sentiment , je n'admire pas moins l'esprit et les vues ingénieuses de ses honorables membres ; cette circonstance augmente même la confiance qu'il m'avait inspirée , et c'est afin de mieux mériter la sienne , que je m'occupe à faire quelques remarques sur son excellent rapport. Comme je l'ai déjà dit dans ma dissertation médicale et dans le N.º 23 de l'*Ami du Bien* , le conseil avait d'abord avancé que le principe morbifère résidait dans les algues marines. D'après son exposé, l'administration avait pris des mesures pour faire enlever ces algues ; ce projet n'a pas été exécuté ; le conseil de salubrité en témoigne beaucoup de regrets ; mais la maladie n'en a pas moins entièrement disparu ; on n'en apperçoit plus aucun vestige.

Le conseil a ensuite changé d'avis ; il a imaginé que tout le mal provenait de la stagnation des eaux pluviales, et la preuve la plus péremptoire qu'il allègue, en faveur de cette assertion, est que deux membres de la commission sanitaire se trouvèrent désagréablement affectés par ces eaux, en traversant à la hâte le ruisseau de la Palud. Pour bien voir la vérité, il faut être placé dans une position affranchie de toute passion et de tout préjugé ; il faut aussi la chercher avec désintéressement et sans précipitation. Le peu de temps que cette commission mit à explorer les contrées de Carry et de la Couronne, ne lui permit pas sans doute de bien distinguer les objets ; d'ailleurs il faisait trop mauvais temps ce jour-là pour qu'elle pût les examiner bien attentivement. Le ruisseau de la Palud, dont parle le conseil et qui fit une si fâcheuse impression à deux de ses honorables membres, est à une forte lieue de Carry et à demi-lieue de la Couronne. Ce ruisseau est le seul dans ces contrées où il y ait de l'eau en été ; mais cette eau n'est point croupissante ; elle est continuellement renouvelée par les sources qui la fournissent, et passe sans cesse à la mer par des rigoles qu'elle se fraye sur un sable fin et mouvant ; tellement bien, que quand elle est grossie en hiver par l'affluence des eaux pluviales, on ne peut plus passer à cet endroit à cause de la largeur des torrens qu'elle y creuse ; on n'a jamais vu que le sable ni les algues aient mis le moindre obstacle à son cours ; c'est un fait que j'ai observé avec la plus scrupuleuse attention. Si j'avais besoin de témoignages, celui de tout le pays ne tarderait pas à dissiper tous les doutes.

Je laisse à penser à présent, si la vapeur de ce ruisseau a pu occasioner l'épidémie des fièvres ataxiques qui a affligé presque tous les habitans de Carry et de la Couronne pendant l'été de 1826. Une chose admirable, que le conseil de salubrité a oublié de mettre dans son rapport, et qui était digne d'y occuper une place distinguée, ce sont les grands services que M. le duc de Caumont a rendus aux pauvres malades de Carry durant tout le temps de cette épidémie. Ce Monsieur, qui possède des biens considérables dans ce pays, et qui, dans toutes les circonstances malheureuses, s'est toujours montré le premier pour les bonnes œuvres, faisait dans cette occasion distribuer à ses frais tous les secours dont ces malades avaient besoin. Il eut ensuite la générosité de loger officieusement, dans son antique château, les médecins et les frères qu'on envoya en dernier lieu de Marseille pour leur donner des soins. Ces actes de bienfaisance et de charité méritaient bien, ce me semble, d'être signalés à la reconnaissance publique. L'Académie royale de médecine, qui a ordonné le dépôt de ce rapport dans ses archives, pour le consulter au besoin, y aurait vu une bonne action avec plaisir : les âmes élevées et sensibles aiment mieux entendre le récit de quelques bienfaits, que les plus belles paroles dévouées à l'adulation. Dans sa sagesse, le conseil a préféré louer le zèle de quelques personnes qui n'ont rien fait pour les malades ; ceux qui ne connaissent point le singulier motif de sa prédilection, ont pris cette partie de son rapport pour une plaisanterie ; je serais quasi tenté moi-même de lui donner cette interprétation. Les savans qui ont l'esprit orné de toutes sortes de connaissances, égayent quelquefois les sujets les plus sérieux par des comptes amusans.

Agréez, etc.

E N. COTTE.

TROISIÈME LETTRE

*Insérée dans le douzième cahier de l'*Ami du Bien
N.° 24. — 1829.

Martigues, le 14 août 1818.

MONSIEUR,

Veuillez bien me permettre de prendre la voie de votre savant journal pour donner un avis salutaire au public.

Il est encore question de la maladie qui régna sur les côtes de Carry et de la Couronne en 1826 ; on ne saurait trop vérifier une chose qui intéresse de si près le bien de l'humanité. Le conseil de salubrité du département vient de publier (1) que cette maladie avait tous les

_____

(1) Rapport général sur les travaux du Conseil de salubrité du département des Bouches-du-Rhône, pen-

caractères des fièvres intermittentes marécageuses , et qu'à cette époque , il lui fut extrê-
mement facile de parvenir à en découvrir la
cause. Quelle que soit la pénétration du Conseil , je crois pouvoir observer que cette dé-
couverte n'est pas aussi facile qu'on pourrait
bien se l'imaginer. L'illustre M. de Sauvage ,
dont le suffrage a presque force de loi , dit
formellement que les maladies sont plus aisées
à connaître que leurs causes, et nombre d'autres
grands médecins sont de l'avis de ce célèbre
professeur. Dans ses nouvelles recherches ,
le Conseil de salubrité a cru voir clairement
que l'épidémie de Carry avait été produite par
l'accumulation des eaux pluviales , retenues
à l'embouchure des callanques par les algues
marines , et il a conclu que le défaut d'écou-
lement de ces eaux reproduira annuellement
la même maladie. Je ne doute point de la
sagacité du Conseil de salubrité; je respecte
la supériorité des talens réunis de ses membres;
personne ne rendra plus que moi justice à
ses lumières; mais je pense qu'elles ne doivent
être recevables qu'aux termes de la vérité :
amicus Plato , sed magis amica veritas. Le
Conseil de salubrité se rendit à Carry et à la
Couronne sur la fin du mois d'octobre ; à cette
époque , il était tombé considérablement de
la pluie ; les ravins et les chemins en étaient
inondés , au point que la voiture du Conseil se
trouva plusieurs fois embourbée , et qu'il fut

---

dant les années 1826 et 1827 , par M. Robert neveu ;
Marseille , typographie d'Ant. Ricard , juin 1828, *in-8*
Voy. pag. 16 — 25 de ce rapport.

obligé de faire une partie du chemin à pied. Si le conseil de salubrité fût arrivé un mois plutôt dans ces contrés, il les aurait trouvées dans un état de dessèchement complet ; la sécheresse était alors tellement grande, que la plupart des puits avaient taris, et que les habitans pouvaient à peine se procurer de l'eau pour boire. C'est pendant tout ce temps que des brouillards humides venaient, chaque jour, se répandre sur ces côtes, et que la maladie s'y manifestait avec tous les symptômes de malignité. Elle débuta avec ces symptômes dès le commencement de juin, et continua jusqu'à la mi-septembre avec la même intensité ; les jeunes gens, les vieillards et les enfans en étaient également attaqués. Après les pluies, il survint le vent du nord-ouest ; les brouillards disparurent ; une température fraîche succéda aux grandes chaleurs ; dès-lors la maladie changea de caractère ; elle ne se montra plus que sous la forme des fièvres intermittentes ordinaires. Tels sont les faits qui se sont passés sous mes yeux, et que j'ai assez suivis pour pouvoir en rendre un compte exact. Ayant été le seul homme de l'art appelé dans ces lieux durant tout le temps de cette calamité, j'ai tout lieu de croire que personne ne saurait en faire un exposé plus fidèle. Le public impartial, qui sait apprécier le degré de confiance que méritent les témoignages, saura à quoi s'en tenir, et m'accordera sûrement toute la justice que le Conseil de salubrité a bien voulu me refuser. Malgré la fâcheuse prédiction de l'honorable Conseil, il y a eu tres-peu de malades, cette année, à Carry et à la Couronne. Cependant, les prétendus vices de localités qu'il a assignés sont toujours les mêmes ; rien n'a été changé. La saison a été pour le moins aussi sèche et aussi chaude que celle de 1826 ; mais elle n'a pas été accompagnée de brouillards humides ; voilà, sans doute, pourquoi il n'y a presque pas eu de maladies. J'ai donc eu raison de rapporter celle de 1826 à la pernicieuse influence de ces brouillards. On sait, par expérience, que la chaleur humide de l'air produit, dans tous les pays de la terre, de très-mauvais effets sur notre corps. Beccher la considère comme le premier agent de la putréfaction : *dixi aerem humidum calidum maximè ad putrefactionem facere.* Le fameux Zimmerman, qui a si bien observé les impressions délétères que les hommes reçoivent de cette température, explique assez clairement la manière dont elle agit sur l'économie animale : « L'humidité, dit-il, qui relâche tout d'elle-même, causera nécessairement un plus grand abattement, lorsque la chaleur qui ouvre tous les pores, lui donnera la facilité d'abreuver tous les solides, et d'imprégner aussi les fluides des qualités hétérogènes dont cette humidité de l'air est chargée. » Ceux qui connaissent la structure et les fonctions physiologiques du système dermoïde, n'auront pas de peine à comprendre la justesse de cette explication. Plusieurs observateurs respectables pensent, que la peste qui fait, en été, tant de ravages à Constantinople, provient de la chaleur humide qui y règne dans cette saison, et attribuent celle que l'on voit en Egypte, pendant l'hiver, à la même cause. En un mot, toutes les observations étiologiques font voir que la

chaleur humide de l'air suffit pour produire
des fièvres de très-mauvais caractères, sans le
concours des miasmes marécageux. M. le
professeur Hallé a même prouvé que l'action
de ces miasmes est nulle dans les endroits
ouverts et aérés. A ces grandes autorités, je
pourrais en joindre d'autres non moins re-
commandables ; mais je pense que celles-là
sont assez puissantes pour soutenir la vérité.

J'ai l'honneur d'être, etc.

E. N. COTTE.

QUATRIÈME LETTRE

Insérée dans le N.º 254 du Messager ,
le 28 janvier 1829.

Martigues, le 17 janvier 1829.

MONSIEUR,

Veuillez bien me permettre de prendre la
voie de votre intéressant journal, pour publier
quelques observations que j'ai faites sur le rapport du Conseil de salubrité du département.
De toutes les maladies qui affligent l'humanité,
aucune ne mérite autant l'attention du médecin que celles qui attaquent à la fois un
grand nombre d'habitans d'un même lieu ;
l'épidémie des fièvres pernicieuses qui régna
sur les côtes de Carry et de la Couronne pendant l'été de 1826, était de cette espèce ; elle
atteignait indistinctement tout le monde, mais
souvent d'une manière différente. Parmi le

grand nombre de malades qui en furent affectés, les uns se plaignaient d'un violent point de côté ; d'autres éprouvaient une céphalalgie susorbitaire très-intense ; il y en avait qui étaient tourmentés par une douleur insupportable dans la région lombaire ; la cardialgie était souvent le symptôme prédominant, etc. Ces symptômes étaient tantôt accompagnés de vomissemens et de dissenteries ; tantôt c'était le délire ou l'assoupissement ; les défaillances et les convulsions se mettaient aussi quelquefois de la partie. MM. de Haen, Fizes, Quesnay et plusieurs autres médecins célèbres, disent qu'on appelle malignes les maladies qui sont accompagnées de symptômes extraordinaires, ou de symptômes beaucoup plus graves et beaucoup plus nombreux que ceux qui ont coutume de les caractériser. D'après cette définition, je croyais que celle qui ravagea les contrées de Carry et de la Couronne était d'une nature à mériter ce nom. Son irrégularité, l'abattement extrême des forces, les aberrations de l'esprit, les pétechies, la fréquence et la puanteur des dijections dont elle était accompagnée faisaient assez voir sa malignité. Elle se manifesta avec ce caractère au commencement de juin, continua de se montrer de la même manière pendant les mois de juillet et d'août, et finit ensuite par se radoucir dans le courant de septembre suivant (1). Le Conseil

_____

(1) Par une lettre adressée à l'*Ami du Bien*, et qui a été insérée dans le 24.ᵐᵉ numéro de ce savant journal, j'ai assigné la cause qui parut apporter cet adoucissement.

de salubrité se rendit sur les lieux vers la fin d'octobre. A cette époque , il y avait encore quelques malades qui avaient rechûté , et beaucoup de convalescens qui éprouvaiens de temps en temps quelques ressentiment de fièvre. Après avoir parcouru à la hâte une partie de ces contrées , le Conseil jugea que la maladie avait tous les caractères des fièvres intermittentes marécageuses. Je me serais rendu sans peine à son avis, s'il avait apporté de bonnes preuves pour nous persuader qu'elle avait réellement ce caractère. Le Conseil rejeta d'abord l'opinion générale qui admettait l'humidité des brouillards jointe aux grandes chaleurs , comme la cause principale de l'épidémie ; mais il ne suffit pas , ce me semble , de nier un fait pour en démontrer l'impossilité ; il faut quelque chose de plus que la dénégation. La médecine cherche des motifs d'instruction dans les faits avérés ; elle ne s'attache qu'à des principes connus et garantis par l'expérience. Quoique j'aie une très-grande déférence pour les décisions du Conseil, je ne crois pas cependant qu'on doive prendre à la lettre tout ce qu'il a mis dans son rapport (1); il y a plusieurs endroits qui ne sont pas marqués

_____

(1) M. le baron de Chartrouse , Maire de la ville d'Arles , a publié quelques observations sur le rapport du Conseil de salubrité , où il fait voir que ce rapport contient beaucoup d'erreurs et de contradictions. — *Observations sur un rapport du Conseil de salubrité du département des Bouches-du-Rhône, par M. Meiffren-Laugier baron de Chartrouse, Maire d'Arles. Avignon, chez Guichard aîné , imprimeur-litographe, brochure in-12.*

au coin de l'exactitude la plus scrupuleuse.
Le Conseil de salubrité prit l'eau des pluies
qui était tombée quelques jours avant son ar-
rivée à Carry et à la Couronne , pour la cause
matérielle de la maladie qui y régnait depuis
près de cinq mois ; c'est de là , sans doute ,
qu'il a conclu que cette maladie n'était qu'une
fièvre intermittente marécageuse. La consé-
quence est aussi juste que le principe d'où elle
a été tirée, mais elle ne passera probablement
pour véritable que lorsqu'on l'aura un peu
mieux démontrée. L'autorité du Conseil n'est
pas un titre suffisant pour rendre croyables
des choses qui ne le sont pas. On sait , par
une espèce d'estime , que les effluves des mares
et des terrains bourbeux occasionnent les
fièvres intermittentes ; cela suffit pour les cas
ordinaires ; mais dans ceux qui sont rigoureux ,
comme celui de Carry , il est bon de savoir
avec précision s'il n'y a pas d'autres causes
occasionnelles concomitantes. Dans un art qui
a pour objet la conservation de l'homme , on
ne saurait trop prendre de précautions pour
le rendre plus utile, et c'est remplir cet objet
que de l'appuyer sur des observations natu-
relles et exactes.

De toutes les parties qui composent le
rapport du Conseil de salubrité , concernant
l'épidémie de Carry et de la Couronne , celle
qui regarde le prognostic nous a paru la plus
digne d'attention. A l'appui de ses conclusions,
le Conseil a prédit que les eaux pluviales
reproduiront annuellement la mêmemaladie ,
et que ce foyer permanent d'infection pourra
devenir dangereux pour Marseille. Il convient

maintenant de tranquilliser les habitans de
cette grande ville sur les craintes que cette
fâcheuse prédiction a pu leur inspirer. Quoique
je n'aie pas, comme les membres du Conseil,
les talens de pénétrer si loin dans l'avenir,
j'étais néanmoins presque certain que leur
prognostic se trouverait en défaut, parce qu'il
me paraissait établi sur des fondemens peu
solides, et dont la base est tout à fait contraire à l'expérience de plusieurs siècles. On
sait depuis long-temps que les contrées de
Carry et de la Couronne souffrent tous les
étés de la sécheresse, et qu'elles sont inon-
dées tout les hivers par les eaux des grandes
pluies ; mais ces alternances annuelles de sé-
cheresses et d'inondations n'ont jamais produit
une épidémie semblable à celle que nous avons
vue en 1826. Voilà une circonstance dont le
Conseil sanitaire aurait dû s'assurer avant de
porter son jugement sur le caractère spéci-
fique de cette épidémie, et sur les causes
éloignées qui l'avaient déterminée. Il est
étonnant que des hommes qui ont le goût,
le génie et l'habitude de bien observer, aient
manqué de faire cette observation.

Le Conseil de salubrité, qui veille sans
cesse avec autant de zèle que de lumière à la
conservation de la santé publique, me saura
bon gré, sans doute, d'avoir exposé mes ré-
flexions sur la nature d'une maladie épidémique qui demandait encore quelques éclaircissemens. Je devais à la médecine et à l'humanité l'histoire de cette maladie, attendu
que je suis le seul homme de l'art qui l'ai vue
et observée durant tout son cours ; c'est là

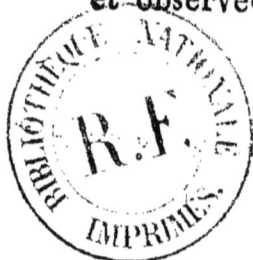

le motif qui m'a obligé de développer aux yeux du public tout ce qui est à ma connaissance à cet égard , afin qu'il soit en état de bien juger une cause qui est la sienne , et qu'on ne plaide que pour lui.

Agréez, etc.

E. N. COTTE.

CINQUIÈME LETTRE

Relative à quelques observations sur la Vaccine et la petite Vérole qui a régné à Martigues en l'année 1828, insérée dans le douzième cahier de l'Ami du Bien, N.° 24. — 1829.

Martigues , le 15 janvier 1829.

MONSIEUR,

Votre amour pour les sciences , l'intérêt que vous prenez à leur avancement , m'engagent à vous communiquer les observations suivantes. J'oserai même vous prier de les consigner dans l'*Ami du Bien* , si vous les jugez dignes d'être admises dans ce savant journal.

L'année 1828 sera mémorable par les grands ravages que la petite vérole a exercés dans plusieurs endroits de la France, la postérité en sera d'autant plus étonnée, que nous possédons, depuis trente ans, un préservatif presque infaillible contre cette affreuse maladie. Elle s'est manifestée à Martigues au commencement du mois de juin ; sa contagion a été

rapide : dans moins d'un mois toute la ville en
fut infectée. Tandis qu'elle se propageait avec
une grande violence, nous faisions, mes
confrères et moi, tout notre possible pour en
arrêter les progrès, et nous serions parvenus
à empêcher une grande partie du mal qu'elle
y a fait, si nous avions pu vaincre les préjugés
du peuple. L'épidémie a duré jusqu'à la fin
de decembre ; elle a enlevé près de cent individus, dont plusieurs approchaient leur 20me
année ; quelques-uns avaient même dépassé
cet âge. Parmi ceux qui en ont échappé, il
y en a eu un grand nombre de dangereuse-
ment malades ; trois en ont perdu la vue.

De tout temps, les médecins ont reconnu
qu'il n'était guère possible de pouvoir remédier
aux effets funestes de la petite vérole con-
fluente, surtout quand l'éruption est univer-
selle. Dans ce cas, l'irruption abondante de
la matière varioleuse qui se porte vers la peau,
engorge tous les vaisseaux cutanés ; cet engor-
gement empêche le cours de la circulation
de passer à la circonférence du corps ; toutes
les fonctions du système dermoïde sont alors
interrompues, et cette interruption rend ordi-
nairement la maladie essentiellement mortelle.
Il n'en est pas de même de la petite vérole
discrète ; dans celle-ci, les relations de la
surface avec l'intérieur du corps ne sont
point tout-à-fait interverties ; les intervalles
qui se trouvent entre les boutons varioleux
suffisent pour entretenir ces relations et les
principes de la vie qui en dépendent. Aussi,
voit-on rarement périr les individus atteints
de cette espèce de variole, quand cette ma-

ladie n'est pas compliquée par d'autres affections morbifiques.

Pendant que l'épidémie variolique immolait
des victimes à Martigues, elle cherchait à se
répandre dans la banlieue. Je fus appelé dans
les vallées de St.-Pierre et de St.-Julien au
moment qu'elle y arriva, j'y vaccinai aussitôt
toutes les personnes qui étaient susceptibles
de la prendre. Dès lors, elle s'arrêta dans les
premières maisons où elle était entrée; j'obtins
en même-temps les mêmes succès aux quar-
tiers de la Couronne et de St.-Jean. Cette
épidémie n'a pas paru dans la commune de
Carry, parce que j'y avais vacciné tous les
enfans, avant son invasion à Martigues. C'est
sans doute par la même raison, qu'elle ne
s'est pas montrée en celle de Châteauneuf.
Depuis vingt-cinq ans et à diverses époques,
j'ai vacciné presque tous les habitans de ces
différentes contrées ; la plupart ont traversé
plusieurs fois les épidémies varioliques et
très-contagieuses, sans jamais en avoir ressenti
la moindre atteinte. On a toujours remarqué
que la contagion n'atteignait point les personnes qui avaient été vaccinées ; cette année
seulement, quelques-unes ont essuyé la va-
rioloïde, mais cette maladie y a été très-simple
et bénigne ; toutes celles qui en ont été attaquées, l'ont passée sans éprouver aucun
accident fâcheux.

D'après ces faits, il paraît bien évident que
si la vaccine ne préserve pas absolument tout
le monde de la petite vérole, elle modifie
cette maladie à un tel point, qu'elle ne peut
plus causer aucun dommage. On pourrait

peut-être parvenir à en éteindre entièrement
la cause, si l'on prenait la méthode de vacciner, après un certain temps, une seconde
fois, les mêmes sujets. M. de Haen, premier
professeur en médecine à l'Université de
Vienne, a démontré, par les témoignages des
plus fameux médecins, que bien de personnes
n'ont jamais la petite vérole, et que plusieurs
l'ont plus d'une fois. Il ne serait donc pas inutile
de vacciner deux fois les mêmes individus ;
cette seconde inoculation finirait par détruire
entièrement le germe de la variole chez ceux
qui seraient disposés à une seconde éruption,
et ne porterait aucun préjudice à ceux qui
n'auraient pas cette disposition. Dans un moment où les plus savans médecins de l'Europe
s'occupent à recueillir tous les résultats de
la vaccine, je pense que ce serait contribuer
au bien de l'humanité que de publier ces
observations.

J'ai l'honneur d'être, etc.

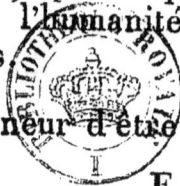

E. N. COTTE.

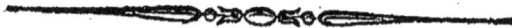

www.ingramcontent.com/pod-product-compliance
Lightning Source LLC
Chambersburg PA
CBHW070159200326
41520CB00018B/5468